OBSERVATIONS

RECUEILLIES

AUX EAUX

DE

BOURBON-LANCY

(SAONE-ET-LOIRE).

DE L'ACTION
DE QUELQUES AGENTS THÉRAPEUTIQUES NOUVEAUX,
DE LEUR INFLUENCE POUR SECONDER LE TRAITEMENT THERMAL.

Par le Dr RÉROLLE,

Médecin - inspecteur adjoint aux Eaux de Bourbon-Lancy,
membre titulaire de la Société de Médecine
de Lyon.

LYON.

IMPRIMERIE DE LOUIS PERRIN,
rue d'Amboise, 6.

—

1854.

OBSERVATIONS

RECUEILLIES

AUX EAUX DE BOURBON-LANCY.

OBSERVATIONS

RECUEILLIES

AUX EAUX

DE

BOURBON-LANCY

(SAONE-ET-LOIRE).

DE L'ACTION
DE QUELQUES AGENTS THÉRAPEUTIQUES NOUVEAUX,
DE LEUR INFLUENCE POUR SECONDER LE TRAITEMENT THERMAL :

ÉLECTRICITÉ,
MOUVEMENTS FONCTIONNELS ET APPAREILS DE REDRESSEMENT
FONCTIONNANT PENDANT LE BAIN ET LA DOUCHE.

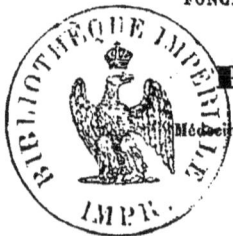

Par le Dr RÉROLLE,

Médecin - inspecteur adjoint aux Eaux de Bourbon-Lancy,
membre titulaire de la Société de Médecine
de Lyon.

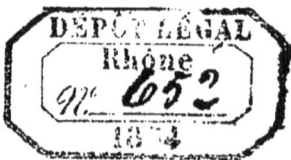

LYON.

IMPRIMERIE DE LOUIS PERRIN,
rue d'Amboise, 6.

1854.

OBSERVATIONS

RECUEILLIES

AUX EAUX

DE

BOURBON-LANCY.

Rendre compte d'intervalle en intervalle des faits médicaux dont on a été le témoin, est une des obligations du médecin; mais cette obligation est plus étroite encore pour nous médecins-inspecteurs des établissements thermaux. Les confrères qui veulent bien nous confier leurs malades ne peuvent rester indifférents à la médication qui a été suivie. Si leur devoir est de s'en préoccuper, le nôtre est de leur rendre un compte fidèle et de la médication suivie et des effets observés.

La manière d'administrer les eaux modifie énormément leur action primitive, parfois même elle la change complètement. L'usage trop fréquent de la douche donne aux eaux les plus douces, les plus sédatives, une excitation fort opposée à l'action médicale de leurs principes minéralisateurs. Ainsi, à Bourbon-Lancy, où les eaux sont salines, très analogues par leur composition avec celles de Plombières, et par conséquent éminemment propres à combattre les maladies nerveuses, le mode d'administration, qui est très actif, produit des résultats bien différents de ceux que leur composition chimique ferait supposer. Ce mode de traitement, qui transforme leurs propriétés curatives, a fini par appeler vers notre établissement une classe de maladies plus en rapport avec le système de leur administration qu'avec la nature des eaux.

Peu d'établissements, en effet, sont aussi bien disposés pour les douches que celui de Bourbon-Lancy. Chaque cabinet de bain a son appareil de douches; aussitôt le bain terminé, la baignoire se vide, et, sans même changer de position, le malade peut recevoir la douche. Cette facilité dans leur emploi a été probablement une des causes de son usage trop fréquent. En modifiant ce système de traitement et en usant plus sobrement de cette médication trop active, j'ai obtenu dans les maladies nerveuses, dans les névralgies aiguës, des succès nombreux, tout-à-fait en rapport du reste avec la nature chimique de nos eaux.

Les réflexions que je viens de faire sur la nature des eaux de Bourbon et sur leur système d'administration trouveraient bien mieux leur application thérapeutique lorsque, continuant la tâche que je me suis imposée, je rendrai compte des névralgies et des rhumatismes nerveux que j'ai observés, mais j'ai voulu tout d'abord fixer l'attention sur ce point important d'hydrologie sans lequel il est impossible d'apprécier la valeur thérapeutique d'une eau thermale; le mode d'administration d'une eau minérale étant aussi essentiel à connaître que sa composition chimique.

Je vais aujourd'hui examiner quelques méthodes nouvelles que j'ai employées pendant le traitement thermal, pour augmenter son action curative. Si, pendant
l'usage des eaux, la médecine hydrologue doit être so-
bre de toutes médications internes et se rappeler continuellement que la plupart des malades ne viennent
réclamer le secours des eaux qu'après avoir épuisé en
quelque sorte toutes les ressources pharmaceutiques,
il n'en est point de même des médications externes qui
s'allient si heureusement à l'administration des eaux.

Les diverses médications externes que j'ai employées
sont l'électricité, l'exercice des mouvements pour les articulations malades, et enfin la substitution aux divers
mécanismes de redressement d'appareils très simples
employés pendant le bain et pendant la sudation. Ces
différents moyens ont été mis en usage quelquefois seuls,
d'autres fois combinés ensemble, mais toujours concurremment avec le traitement thermal.

Depuis longtemps on s'est servi de l'électricité dans
les établissements thermaux; son action excitante était
surtout utilisée dans les différentes formes de la paralysie. Cependant, malgré des faits assez nombreux dans

lesquels son action était incontestable, l'électricité était à peu près abandonnée. La difficulté de son application, et surtout de la localisation de ses effets, était l'obstacle principal qui avait arrêté son développement; il faut en dire autant du galvanisme. Depuis la découverte de l'électricité par induction, à laquelle on a aussi donné le nom de faradisation, les espérances que la médecine avait autrefois conçues se sont renouvelées. Sa facilité d'application, et surtout la possibilité de limiter le courant aux parties que l'on veut soumettre à son influence, en généraliseront l'emploi. Depuis 1849, j'ai utilisé l'électricité dans l'établissement thermal de Bourbon-Lancy; je vais sommairement rappeler les cas dans lesquels j'en ai fait usage et les résultats que j'ai obtenus. Je me suis servi exclusivement de l'appareil de Lebreton, qui se dérange peu et qui développe du reste une action assez puissante pour produire les effets qu'on désire obtenir. Je dois cependant avouer que, dans les expériences que j'ai vu pratiquer à l'Hôtel-Dieu de Lyon par le docteur Philipeau avec la machine du docteur Duchesne, j'ai remarqué que, en employant les pôles qui agissent sur la contractilité, on peut produire des contractions bien plus énergiques et cependant moins douloureuses qu'avec l'appareil Lebreton; aussi je me propose d'y avoir recours.

J'ai fait usage de la faradisation dans un certain nombre de paralysies déterminées par un épanchement sanguin, seulement dans la seconde période qui suit l'épanchement; aussi jamais je n'ai vu le moindre symptôme de congestion accompagner son emploi. Chez les malades qui avaient conservé ou repris de la sensibilité et un peu de mouvement, l'électrisation m'a toujours paru doubler l'action du traitement thermal. J'étais souvent à me demander si cette action n'était pas plus active que celle de la douche.

Lorsque la sensibilité et la contractilité étaient anéanties, dans les premières séances je ne déterminais aucun effort de contraction ni aucune sensation; la machine marchant avec toute sa puissance, on ne voyait qu'un léger frémissement musculaire. Je dois noter ici que, contrairement aux expériences du docteur Duchesne, dans certaines paralysies évidemment cérébrales, je n'ai pu obtenir des contractions musculaires; mais il ne faut point oublier que nous employions des machines différentes. Il m'est arrivé, après plusieurs séances, de produire quelques contractions musculaires annonçant quelquefois le retour du mouvement. Dans ces circonstances heureuses, il était impossible de ne pas faire une large part à l'action électrique. C'était toujours après l'électrisation que les mouvements étaient plus marqués. Lorsque toutes les tentatives pour réveiller le mouvement étaient nulles, j'ai remarqué que la faradisation réveillait les fonctions vitales dans la partie paralysée. La chaleur, la coloration de la peau, l'augmentation de la circulation capillaire en étaient la suite. En combinant l'électricité avec le traitement des eaux, il m'est arrivé d'échouer comme avec le traitement thermal seul. Il y aura toujours des insuccès, parce qu'on ne pourra jamais régénérer la pulpe cérébrale lorsqu'elle sera détruite par un large caillot, et dans ces cas toutes tentatives pour rendre le mouvement seront toujours inutiles.

Dans les paraplégies, cet agent a été un auxiliaire puissant du traitement thermal, lorsque la peau restait pâle, froide, décolorée. Après l'électrisation, les symptômes s'amélioraient. Ce moyen a produit le résultat le plus heureux, dans un cas de paraplégie ancienne, chez une dame de 45 ans. L'engourdissement, l'insensibilité des pieds, qui lui faisait dire qu'elle marchait avec les jambes de ses voisins, tous les derniers symptômes de la paralysie qui résistaient au traitement thermal se sont dissipés avec une promptitude remarquable après plusieurs séances d'électrisation. Je l'avais aussi mise en usage avec succès dans un cas de paraplégie très grave, lorsqu'une imprudence est venue arrêter cette amélioration. Voici brièvement ce fait. M*, du Beaujolais, âgé de 55 ans, d'une constitution forte, d'un tempérament sanguin, est arrivé à Bourbon-Lancy en 1851. Depuis longtemps il était affecté d'une miellite chronique qui avait résisté au traitement le mieux dirigé; il marchait avec peine, appuyé sur une canne et soutenu par un bras. Les extrémités inférieures étaient pâles, froides, décolorées; les muscles flétris, un peu atrophiés. Pendant 18 jours il fut soumis à l'électricité, un pôle placé sur les dernières vertèbres lombaires, et l'autre pôle promené sur les membres inférieurs, tantôt sous forme de pinceau, tantôt avec un conducteur arrondi; je combinais même quelquefois l'acupuncture à l'électricité, afin d'en augmenter la puissance. Toutes mes séances électriques n'ont jamais dépassé douze minutes. Il est bien entendu que, pendant tout ce temps, le traitement thermal était régulièrement suivi. Pendant cette première période, une amélioration constante et progressive s'est manifestée : le malade était beaucoup plus fort; il sentait plus distinctement les corps sur lesquels il appuyait les pieds; ses promenades étaient beaucoup plus longues. Un jour, à la suite d'une de ses longues promenades, le corps étant en sueur, la région lombo-dorsale fut exposée à un courant d'air très vif. Quelques frissons, de la raideur et des tiraillements dans les reins, une légère fièvre catarrhale se déclarèrent et firent suspendre le traitement pendant quatre jours. Le malade se plaignait d'avoir perdu ses forces. Le traitement fut repris, et continua encore douze jours presque sans succès. Le malade quitta Bourbon après trente jours de traitement bien mieux qu'il n'était à son arrivée, mais sans avoir recouvré les forces qu'il avait obtenues avant cette rechute. J'ai su depuis qu'il était allé aux eaux de Balaruc sans aucun succès. La maladie continuait sa marche lente, mais progressive.

Je n'ai jamais eu recours à l'électricité dans les miellites à l'état aigu. Lorsque les malades éprouvaient ces contractions si douloureuses des membres inférieurs, le bain très prolongé et les ventouses scarifiées appliquées tous les trois jours le long de la colonne vertébrale étaient la base de ma médication, et je dois dire en passant que ce système de traitement m'a réussi. Si cela ne m'éloignait pas de mon sujet, je pourrais citer l'observation d'une des paraplégies les plus graves que j'aie vues, et que j'ai arrêtée par cette heureuse combinaison.

En 1851, j'ai employé l'électrisation dans un cas de paralysie du pharynx qui s'était déclarée chez une femme des environs de Bourbon que je voyais avec le docteur Merle. Cette femme, de 42 ans, d'une constitution faible, d'un tempérament nerveux, sujette à des douleurs névralgiques faciales et dentaires, depuis quelque temps avalait avec une grande difficulté; les aliments solides ne passaient plus, et toute sa nourriture s'était réduite à un mélange de vin et d'eau gazeuse,

Depuis cinq à six jours, ce mélange même passait avec une difficulté extrême et en très petite quantité. Lorsqu'elle est conduite à Bourbon, il y a deux jours qu'elle n'a rien pu *prendre absolument;* elle est d'une faiblesse extrême, la soif est très grande. Elle essaie devant nous de boire quelques cuillerées de son mélange. La bouche pleine de ce liquide, le cou tendu, elle reste immobile afin de profiter d'un léger mouvement du pharynx pour avaler quelques gorgées. La prolongation de cette situation amène, comme d'habitude, une quinte de toux, et le liquide est rejeté sans qu'aucune goutte ait pu pénétrer dans les voies digestives. Depuis deux jours elle renouvelait continuellement cet exercice sans aucun succès; dans cette situation embarrassante, nous eûmes recours à l'électrisation. Un pôle est fixé dans l'enfoncement qui existe sous le lobule de l'oreille, l'autre pôle est promené sur les régions latérales et antérieures du cou. L'électrisation détermina de vives douleurs et des contractions des muscles. La malade, sans confiance dans ce moyen, se prêtait avec résignation à nos tentatives, qui la fatiguaient beaucoup. Lorsque nous eûmes reconnu des mouvements d'élévation et d'abaissement du pharynx indiqués par ceux du larynx, nous suspendîmes l'opération et présentâmes le mélange de liquide, qui fut avalé avec plus de facilité et en plus grande quantité qu'elle ne l'avait pu faire depuis cinq à six jours. Elle peut plusieurs fois dans la soirée prendre quelques cuillerées de son mélange. La nuit est bonne, ce qui n'était pas arrivé depuis quelque temps. L'électrisation est continuée tous les jours. Chaque fois après cette excitation, la déglutition se fait beaucoup mieux; chaque jour une amélioration progressive se remarque dans son état. Elle peut, au bout de cinq jours, prendre du café, du chocolat, du bouillon, boissons auxquelles elle avait été obligée de renoncer depuis quinze jours; elle peut même sucer et avaler quelques morceaux de viande. Par des circonstances forcées, elle quitte Bourbon après seize jours de traitement, ayant repris un peu de forces, pouvant prendre la quantité d'aliment liquide dont elle sent le besoin, mais cependant toujours avec un peu de difficulté. J'avais employé trois bains de pieds par jour et, quand elle avait été plus forte, quelques douches sur les extrémités inférieures, afin de rappeler la chaleur dans ces parties toujours glacées. Deux cautères furent placés sur les apophyses mastoïdes. Le docteur Merle lui continua ses soins chez elle. Cette malade fut complètement rétablie; aujourd'hui sa santé paraît assez bonne.

Toutes les fois qu'à la suite d'un rhumatisme articulaire ancien, d'une névralgie, d'une sciatique surtout, le membre reste faible, engourdi, froid, semi-paralysé, que la circulation du fluide nerveux s'y fait mal, l'électrisation m'a paru le remède par excellence. Quelques séances suffisent pour dissiper cet état, qui cède lentement au traitement thermal seul; dans ces circonstances, l'électrisation m'a paru supérieure à la puissance de la douche.

Conduit par des considérations médicales un peu homœopathiques, *similia similibus*, j'ai pensé que dans certaines contractions musculaires on pourrait faire cesser cet état en leur substituant des contractions électriques qu'on peut considérer comme normales: j'ai essayé l'électricité dans cet ordre de symptômes. L'état de rigidité cessait, les muscles reprenaient leur élasticité, qu'ils conservaient quelque temps encore après la cessation du courant; mais cette amélioration n'est pas d'assez longue durée, et demanderait un traitement bien long.

Cependant, si j'avais à soigner de nouveau quelques-uns de ces rhumatismes musculaires contractiles qui, par la violence des douleurs qu'ils déterminent et par la contraction et la dureté de la fibre musculaire, présentent quelque analogie avec le tétanos, j'aurais recours à l'électrisation. Trois fois j'ai observé cette forme rhumatismale fixée dans les muscles de la colonne vertébrale et dans les muscles du cou.

Chez une jeune dame de Paris, les douleurs et les contractions des muscles du cou étaient si violentes, que j'avais été obligé d'avoir journellement recours aux inspirations d'éther pour les faire cesser. L'électrisation probablement eût dissipé plus promptement ces contractions; cependant je dois avouer que l'éther fût pour moi une ressource précieuse; il eut sa part dans le succès du traitement thermal, car j'eus la satisfaction de voir cesser à peu près complètement les contractions; et, après un traitement de quarante jours, cette jeune dame partit avec toute l'apparence d'une bonne santé.

Je vais succinctement rapporter ici une observation un peu étrangère au sujet, mais qui se rattache à la faradisation, et qui présente un certain intérêt par sa singularité. En 1850 je dirigeais le traitement de M. Demay, armurier-chef du régiment de cuirassiers alors en garnison à Villefranche. Cet homme, âgé de 37 ans, d'une constitution excellente, d'un tempérament sanguin, venait à Bourbon-Lancy pour combattre un refroidissement qui occupait le tiers externe de la face dorsale du pied droit; le pied ne présentait aucune différence dans la nutrition. Dans la partie malade, la peau était moins chaude au toucher ; cette sensation variant beaucoup, le refroidissement n'était pas toujours égal. Ce militaire , qui avait fait les campagnes d'Afrique, avait éprouvé autrefois des douleurs rhumatismales à la cuisse du même côté. Il se plaignait beaucoup de cette sensation de froid, et prétendait que dans certaines circonstances elle déterminait des symptômes graves du côté de la poitrine. Les douches les plus fortes et les plus chaudes, les bains de vapeur locaux, l'enveloppement du pied avec des linges trempés dans l'éther aussitôt après leur abondante transpiration, ne produisaient qu'un bien léger changement dans son état. Comme j'avais remarqué que l'électrisation déterminait toujours une augmentation marquée dans la calorification des parties soumises au courant, je résolus de joindre au traitement ce nouvel agent. L'appareil Lebreton fonctionnant avec toute sa puissance ne déterminait aucune sensation dans toute l'étendue de la partie sujette à ce refroidissement ; mais où cessait la réfrigération l'appareil ne pouvait pas être supporté, il déterminait des douleurs trop vives.

Ce ne fut qu'à la fin de cette première séance de dix minutes que le malade commença à éprouver une faible sensation, et cependant au toucher il n'y avait aucune différence dans la sensibilité de la partie saine et de la partie malade. Je continuai pendant douze jours, et je vis la sensibilité à l'électrisation augmenter progressivement, et avec elle la calorification. A la fin du traitement, la sensation électrique n'était pas encore égale dans tout le pied malade ; la faradisation déterminait toujours une chaleur vive, mais passagère. Le malade partit avec une diminution marquée dans

14

cette sensation de froid et un léger renouvellement de ses anciennes douleurs. Un nouveau traitement et l'é-lectrisation, suivis l'année suivante, ont dissipé à peu près cette singulière affection; il reste encore une pe-tite différence dans la partie primitivement malade.

Lorsque le malade m'avait raconté les effets extraor-dinaires qu'il ressentait lorsqu'il ne pouvait faire cesser ce refroidissement, j'avais ajouté peu d'importance à ce récit, quand un jour, dans mon cabinet, je fus té-moin d'une de ses crises. Le malade, le pied découvert, attendait depuis quelque temps une secousse électrique, lorsque la sensation de froid, très prononcée ce jour-là, détermina une de ses crises. Cet homme, qui était entré chez moi la figure fraîche, colorée, sans la moin-dre apparence de malaise, est pris d'une toux d'abord légère, puis convulsive, accompagnée d'envie de vomir; ses traits s'altèrent, sa figure est décomposée. Tout cela se passe avec une rapidité que je ne puis compa-rer à rien; il y avait quelque chose de l'angine de poi-trine. Les personnes présentes dans mon cabinet furent effrayées d'une transformation si prompte et si extraor-dinaire. La chaleur rappelée, trois minutes après il ne restait plus rien. « Vous ne croyez pas, docteur, me dit-il, à ces accès; eh bien! toutes les fois que je ne puis faire cesser ce refroidissement en m'approchant du feu, voilà ce qui m'arrive. »

Par quelle cause inconnue un refroidissement d'une si faible étendue peut-il déterminer des symptômes si marqués sur des organes éloignés? Quel rapport peut exister entre cette insensibilité nerveuse et le défaut de calorification? Voilà des questions que je me suis sou-vent adressées, sans pouvoir y répondre. Cet abaisse-ment de la calorification, coïncidant avec la presque insensibilité de cette partie à l'action de la machine électrique, doit être rapproché des expériences récentes de M. C. Bernard : qu'*il suffit de pratiquer la section d'une branche cervicale du grand sympathique pour augmenter d'une manière notable la température des parties auxquelles cette branche se distribue.* Cet abaissement de la température, coïncidant avec la diminution de la sensibilité, et se relevant avec l'excitation électrique, suppose évidemment une action quelconque des nerfs du système nerveux-cérébral sur la calorification.

Je ne puis m'empêcher de citer ici une observation assez extraordinaire, qui se rattache aux phénomènes d'électricité animale et qui trouve ici sa place.

En 1850 je donnai des soins à Mme V., de 42 ans environ, d'une forte constitution, d'un tempérament nervoso-sanguin, qui habitait les environs de Roanne. Elle était venue à Bourbon pour un rhumastisme musculaire vague, mais de forme un peu nerveuse. Depuis 14 jours elle suivait le traitement sans aucun succès; j'avais inutilement varié le mode d'administration, et pratiqué une saignée que la céphalalgie et la pesanteur de tête avaient indiquée. Peu disposée à la transpiration, cette femme se plaignait d'une sécheresse de la peau, encore plus grande depuis qu'elle était à Bourbon; le sommeil était presque nul, et l'agitation continuelle. Un jour je fus fort étonné de la voir entrer dans mon cabinet de très grand matin, la figure décomposée et bouleversée par la terreur. Elle venait m'annoncer son départ et sa *triste position.* Pendant la dernière nuit qui avait été orageuse, en se frottant la main droite qui était engourdie, elle avait vu jaillir des étincelles de sa main; ayant répété les frictions sur le

2

bras et la main gauches, le même phénomène s'était de nouveau développé. Epouvantée de l'apparition de ces étincelles, elle avait attendu le jour dans la plus grande anxiété, et voulait partir, croyant sa mort prochaine. J'essayai de la rassurer, et surtout l'engageai beaucoup à ne partir que le lendemain, ce qu'elle me promit. J'espérais l'observer pendant la nuit suivante, mais elle ne me tint pas la parole donnée.

La première question que je me suis adressée est celle de savoir si cette femme a voulu me tromper. Rien dans sa manière d'être ne m'autorise à le penser : elle n'avait aucun intérêt, du reste, à le faire ; il existait dans tous ses traits un état de bouleversement et de frayeur fort difficile à imiter.

J'ai fait des recherches, et j'ai vu que ce fait n'est pas unique. On cite l'histoire de ce père capucin qui ne pouvait pas relever son capuchon sur sa tête sans faire dégager des étincelles électriques. Un de mes bons amis, docteur en médecine, m'a affirmé que toutes les fois qu'il quitte sa chemise dans l'obscurité et que l'atmosphère est sèche, par le frottement il se dégage une phosphorescence lumineuse très marquée. M. Benkestener, de Lyon, qui s'occupe beaucoup d'électricité, m'a dit qu'il connaissait plusieurs faits analogues à celui que j'ai cité.

Je ne tirerai aucune induction de cette observation ; ces faits qui, par leur étrangeté, s'éloignent des phénomènes ordinaires, méritent d'être conservés, et c'est à ce titre seul que je les donne. J'ai cherché si je ne retrouverais pas cet état électrique chez d'autres malades qui, comme cette femme, conservaient la peau très sèche pendant le traitement ; mais je n'ai rien remarqué de semblable.

De l'emploi des mouvements fonctionnels dans les ma-
ladies des articulations et dans celles du système
musculaire.

Le mouvement a toujours été conseillé comme un
exercice utile et souvent indispensable pour faire cesser les raideurs articulaires, et pour rendre aux membres la plénitude de leurs fonctions. Mais ce moyen
n'avait pas reçu la formule scientifique. Le chirurgien
se contentait de conseiller à son malade l'exercice,
qu'il était obligé de suspendre le lendemain à cause de
la fatigue et de la douleur qu'il avait déterminées dans
l'articulation malade. C'est au savant professeur de
clinique chirurgicale de l'Ecole de Lyon que l'on doit
d'avoir si bien tracé les règles et précisé les indications
de l'immobilité et du mouvement dans les maladies
des articulations, et d'avoir indiqué les moyens et les
appareils pour les obtenir. Aussi cette partie de la
science, presque née d'hier, paraît arrivée aujourd'hui
à son summum de développement. Tous ceux qui,
comme moi, l'ont vue appliquée par le professeur Bonnet sont forcés de reconnaître, dans cette méthode si
simple et si naturelle, une des idées les plus heureuses
et les plus fécondes en applications chirurgicales.

Je ne m'occuperai que de l'exercice des mouvements; l'immobilisation, le moyen de curation par
excellence dans la période aiguë des maladies articulaires, trouve bien rarement son application dans les
établissements thermaux, les malades n'arrivant presque
jamais dans la période aiguë de la maladie; tandis que,

dans la plupart des arthrites qui viennent réclamer nos soins, l'exercice des mouvements est la condition presque absolue d'un prompt rétablissement.

Dans l'arthropathie, le rétablissement des fonctions ne peut être obtenu par les mouvements que le malade exécute spontanément : d'abord, parce que les mouvements, au lieu de se passer dans l'articulation malade, ont lieu dans les jointures voisines ; secondement, parce que la combinaison des effets qui se produisent dans le mouvement rend ces efforts beaucoup trop douloureux.

Ainsi, lorsque le malade, étant debout, peut fléchir le genou, il y a d'abord glissement des surfaces articulaires les unes sur les autres ; 2° pression des surfaces articulaires déterminée par le poids du corps ; 3° contraction et relâchement des muscles qui président à ce mouvement, et par conséquent contraction et relâchement des tendons et des parties ligamenteuses adhérentes à ces tendons. Mais si, au contraire, pendant ce mouvement le malade est assis, la pression des surfaces articulaires produite par le poids du corps n'existe plus ; si le mouvement est déterminé par la main d'un aide, le membre supérieur étant préalablement fixé, il n'y a plus de contractions musculaires, plus de relâchement des ligaments ; le mouvement est simple, élémentaire. Mais comme la main d'un aide se lasse facilement et qu'il faut une certaine durée à ces exercices, et que d'un autre côté le relâchement et la contraction musculaires ne sont jamais bien à l'unisson des mouvements de la main de l'opérateur, ce qui détermine nécessairement des soubresauts et des contractions, le docteur Bonnet a remplacé le secours d'un aide par des appareils ingénieux à l'aide desquels la main du malade

communique le mouvement, l'augmentant ou le dimi-
nuant à sa volonté, pendant que le système musculaire
suit passivement ou seconde le mouvement suivant son
état de maladie ou de santé. Les malades qui ont une
fois essayé de ces appareils ne répondent plus : *Je ne
puis faire un mouvement avec mon genou, et vous vou-
lez que je puisse en faire avec une mécanique?*

Les appareils du professeur Bonnet sont très ingénieux
et très nombreux; j'ai cherché, ainsi que je l'ai vu pratiquer à l'Hôtel-Dieu dans les salles du docteur Des-
granges, chirurgien en chef désigné, à les remplacer
par des cordes et de simples poulies. On obtient, il est
vrai, plus difficilement l'immobilité dans certaines articulations qu'avec les machines; mais, malgré cette légère imperfection, depuis 1849 j'ai employé ces moyens
avec le plus grand succès, et je puis dire sans hésita-
tion que le mouvement communiqué est une des médications les plus puissantes et les plus énergiques qu'on
puisse employer pour seconder l'action des eaux dans
presque toutes les arthrites chroniques. A l'exemple de
ce que j'avais vu dans les salles de clinique de Lyon,
j'ai employé les mouvements :

1° Dans les raideurs articulaires, suite de l'immobilité
des jointures;

2° Dans les raideurs, suite de l'entorse;

3° Dans les difficultés des mouvements, suite d'ancienne luxation;

4° Dans toutes les inflammations chroniques des articulations, avec ou sans altération des tissus.

Ces affections sont très nombreuses à Bourbon-
Lancy, et j'ai reconnu constamment que le mouvement
des articulations était le plus puissant adjuvant qu'on
puisse associer à l'action du traitement thermal. Ja-

mais je ne lui ai vu déterminer une recrudescence dans le mal qu'il était destiné à combattre. Dans un cas d'inflammation articulaire très grave du genou, accompagnée de fongosités et d'abcès, dans lequel j'avais sévèrement défendu le plus léger mouvement ordinaire du membre malade, je n'ai jamais suspendu le mouvement communiqué. Lorsqu'il était prolongé trop long-temps, il déterminait seulement un léger sentiment de lassitude dans l'articulation. Chez tous ces malades, la gymnastique fonctionnelle ayant marché avec le traitement thermal, l'appréciation exacte de ses effets est certainement plus difficile que si elle avait été appliquée seule; mais je dois rappeler encore que toujours la guérison a été plus rapide que lorsque je me bornais au traitement thermal seul.

Dans les faiblesses musculaires et surtout dans la paralysie, j'ai eu recours avec succès aux mouvements communiqués : ils réveillent la contractilité de la fibre musculaire et augmentent visiblement la nutrition, habituellement languissante dans ces parties. Souvent, à la suite des paralysies, les malades ressentent des douleurs assez vives dans les muscles et surtout dans les articulations des membres paralysés (j'ai surtout remarqué cela dans le membre thoracique) : ces douleurs, qui ne sont le plus souvent que le résultat de l'immobilité continuelle du membre, cèdent à cette gymnastique fonctionnelle plus facilement qu'à toute autre médication. Que le membre soit flasque, pendant, ou qu'il soit contracturé, les mouvements m'ont paru aussi avantageux.

Maladies de la hanche.

C'est surtout dans les maladies chroniques de la hanche que j'ai trouvé dans les mouvements une ressource
précieuse. Aux eaux minérales, très rarement on remarque cette maladie dans sa première période. Je n'ai
observé que deux cas dans la période aiguë, un avant
la luxation; en voici l'observation. Madame S**, de
Monceaux (Saône-et-Loire), 21 ans, constitution bonne,
tempérament lymphatique, à la suite d'un refroidissement après ses couches, est prise d'une coxalgie aiguë
des plus violentes. Elle arrive à Bourbon malgré l'avis
de son médecin, et après des difficultés et des souf-
frances très grandes. Je trouvai cette jeune femme dans
la situation la plus grave : maigreur extrême, soif vive,
insomnie, pouls très fréquent, fièvre continuelle accompagnée de redoublements très forts; le membre gauche ne pouvait supporter le moindre mouvement sans
les douleurs les plus vives. Il est difficile de procéder
à une mensuration exacte des deux membres : le raccourcissement est très prononcé; la cuisse gauche est
portée en dedans avec un mouvement de rotation et
d'adduction très caractérisé; le bassin du côté malade
est relevé et porté en arrière; la distance entre le grand
trochanter et l'épine iliaque antérieure est égale des
deux côtés : il n'y a donc pas encore de déplacement
de la tête de l'os. A la partie interne de la cuisse il
existe un engorgement annonçant la présence d'un abcès. J'étais fort embarrassé : le mari avait conduit sa
femme aux eaux malgré l'avis de son médecin; il

était bien décidé à lui faire suivre un traitement. J'ordonnai 2 verres d'eau de la reine et 5 décigrammes de sulfate de quinine, pour combattre les redoublements fébriles. La plus grande difficulté était pour la porter au bain; mais puisqu'elle avait supporté un voyage de dix lieues pour se rendre à Bourbon, un déplacement opéré avec tous les soins et toutes les précautions que savent si bien prendre nos employés ne devait entraîner aucun accident. Au bout de quatre jours, les accès ayant cessé, j'ordonne les bains tièdes, plus tard quelques douches en arrosoir. Ce traitement produit un résultat extraordinaire : les douleurs et la fièvre se dissipent, le membre s'étend, le sommeil revient; les fonctions de l'estomac se réveillent. L'abcès fut ouvert par une ponction éloignée : il s'écoule une assez grande quantité de pus de bonne nature. La maladie marche à la guérison avec une rapidité remarquable et sans aucun accident.

Après un mois de traitement, l'abcès est fermé; le membre, parfaitement droit, aussi long que le membre sain, peut exécuter tous les mouvements; la malade est seulement obligée de se servir de deux béquilles. Un mois après son départ de Bourbon, l'état de cette jeune femme ne laissa plus rien à désirer.

Quoique aussi étranger à l'emploi des mouvements fonctionnels , je me trouve tout naturellement entraîné à dire deux mots de ce cas de coxalgie arrivé quelque temps après le déplacement de l'os, et dont je tentais la réduction. Cette observation présente un certain intérêt, à cause de quelques faits analogues qui paraissent prouver l'heureuse influence du traitement thermal sur la réduction des luxations consécutives du fémur.

L'ouvrage du docteur Bertaud sur les eaux du Mont-d'Or renferme deux observations de luxations consécutives du fémur réduites pendant le traitement. Dans une de ces observations, pendant six jours quelques tentatives légères de redressement avaient été opérées par le docteur Bertrand, lorsque, à la suite d'un mouvement brusque de la malade, la tête de l'articulation rentra dans la cavité cotyloïde. Dans l'autre fait, le cinquième jour du traitement, sans aucune tentative préalable de réduction, au moment où la malade changeait de position dans son lit, l'os rentra dans sa cavité avec un bruit distinct. Je rappellerai aussi l'observation rapportée par Süe d'une luxation en bas et en dedans trois fois réduite aux eaux de Bourbonne, sans l'indication d'aucun effort de réduction. Encouragé par ces succès, j'ai essayé de réduire cette luxation récente qui paraissait se présenter dans d'assez bonnes conditions, malgré le tempérament lymphatique très prononcé de la jeune personne. Mademoiselle F*, de Roanne, 10 ans, constitution bonne, tempérament lymphatique, avait été prise pendant l'éruption de la rougeole d'une coxalgie très aiguë du côté droit. Malgré la médication la plus active et la mieux dirigée, le déplacement de la tête du fémur était opéré depuis un mois lorsque la jeune malade fut conduite aux eaux de Bourbon-Lancy.

Tous les signes de la luxation en haut et en dehors étaient faciles à constater : le raccourcissement du membre était de six centimètres ; la cuisse était portée dans l'adduction et la rotation en dedans, la pointe du pied portée également en dedans. On pouvait sentir la tête du fémur dans la fosse iliaque, et reconnaître que la distance entre l'épine iliaque et le grand trochanter était moindre du côté malade que du côté sain. Les parents de cette jeune fille étant décidés à rester tout le temps nécessaire, car je n'aurais pas entrepris la réduction sans cela, aussitôt que les douleurs eurent cessé, je commençai l'extension du membre raccourci. Pendant quelques heures par jour et pendant la nuit, une extension modérée était mise en pratique. Lorsque le membre malade eut repris à peu près sa longueur pendant l'extension, aidé de mon confrère le docteur Merle, je procédai suivant les règles de l'art à la réduction, qui parut s'opérer de la manière la plus heureuse; seulement nous n'entendîmes pas le bruit de la tête du fémur au moment où elle rentra dans son acétabulum. Après cette opération, le membre, abandonné à lui-même, conserva sa longueur. Les mouvements s'exécutent avec douleur, mais facilement; le pied a repris sa position normale. Cette opération ne me donne pas toute la satisfaction que j'avais espérée : des circonstances imprévues obligèrent cette jeune malade à se remettre en voiture le surlendemain de cette réduction.

Cette jeune fille est revenue l'année suivante aux eaux de Bourbon; je lui fis prendre des douches et exécuter des mouvements. Les membres étaient égaux, il y avait seulement une différence d'un demi-centimètre qui pouvait tenir à l'aplatissement du talon; mais elle ne pouvait pas encore s'appuyer complètement sur le côté malade. Je n'ai pu savoir quel avait été le résultat de la seconde saison thermale.

Si, dans les maladies de la hanche, une partie des raccourcissements du fémur sont vrais, on peut dire, je crois, que le plus fréquemment ils ne sont qu'apparents. Depuis longtemps la chirurgie moderne est d'accord pour signaler cette forme de raccourcissement, et pour en donner l'explication. Cependant il faut reconnaître que c'est surtout aux travaux du professeur Bonnet que l'on doit la démonstration complète du mécanisme de ces raccourcissements apparents; l'élévation et l'abaissement du bassin ne suffisaient point seuls pour rendre compte de l'étendue observée dans l'allongement ou le raccourcissement du membre, tandis que la démonstration est mathématique lorsque à l'élévation et à l'abaissement du bassin on ajoute la projection en avant ou en arrière de l'os des îles. Quand le bassin, par exemple, est porté en haut et en arrière, il y a deux causes de raccourcissement, et chacune de ces causes a sa part dans la production de cette diminution de longueur.

D'après les observations que j'ai faites à Bourbon-Lancy, cette forme de maladie de la hanche est beaucoup plus fréquente que l'autre. Le raccourcissement apparent serait au raccourcissement vrai comme trois est à un et demi. Cette proportion peut être inverse dans les hôpitaux, cela dépend de la nature différente des deux clientèles. J'ai observé aussi que le rhumatisme musculaire et fibreux était une cause beaucoup plus fréquente de raccourcissement que l'inflammation proprement dite des surfaces articulaires : et qu'y a-t-il donc d'étonnant, lorsque l'on voit la rétraction des muscles et des tendons déterminer des déformations si fréquentes dans les diverses parties du corps, que cette même cause puisse produire des effets analogues sur une articulation entourée de muscles si puissants et si exposés par leur situation à toutes les causes du rhumatisme ? Puisque la rétraction musculaire est la cause efficiente et évidente du raccourcissement, et puisque, de l'avis de tous les chirurgiens, elle peut être primitive, pourquoi admettre l'existence d'une arthrite chronique, lorsque rien, ni dans la marche ni dans les symptômes, n'indique cette inflammation ?

Si ces deux affections similaires dans leurs symptômes sont presque aussi difficiles à guérir l'une que l'autre, leur pronostic est bien différent. Les affections rhumatismales des muscles de la cuisse ne donnent presque jamais lieu aux accidents qu'on observe assez souvent dans les maladies articulaires chroniques, qui facilement, à la suite d'une cause légère, passent à l'état aigu. Le mouvement fonctionnel, le massage joint au traitement thermal, ont aussi une action bien plus marquée dans cette forme de coxalgie que dans les maladies proprement dites de l'articulation.

Les maladies rhumatismales de la hanche sont, le plus souvent, accompagnées de raccourcissements simulant le déplacement de la tête du fémur dans la fosse iliaque ; mais la fesse n'est pas aussi proéminente. Deux fois cependant je l'ai vue accompagnée d'un léger allongement : la cuisse était portée dans l'abduction. Cette forme de maladie de la hanche présente quelques particularités importantes à signaler, qui paraissent tenir à la contracture permanente du muscle tenseur de l'aponévrose, et à celle de l'aponévrose elle-même. Je vais analyser brièvement une de ces deux observations, celle dans laquelle les symptômes étaient plus tranchés.

La cuisse malade avait perdu le tiers de son volume ; on sentait sous la peau la contracture de l'aponévrose fémorale ; à la partie supérieure et externe de la cuisse, on constatait une tumeur en relief produite par le muscle tenseur contracté ; les mouvements de flexion de la cuisse sur le bassin étaient raides, pénibles, incomplets. Lorsque j'ai voulu provoquer la flexion, je n'ai pu obtenir le mouvement à fond : la résistance était surtout très vive quand on commençait ; après un certain nombre de mouvements, la flexion devenait plus étendue et plus facile. Lorsque la malade voulait marcher, elle était obligée de faire des efforts considérables pour fléchir à peine la cuisse; elle sentait distinctement cette résistance musculaire qui enchaînait ses mouvements. A la tubérosité externe du tibia et à la malléole externe, la résistance à la flexion et la douleur étaient surtout très marquées dans ces points d'adhérence du *facia lata*. Cette contracture de l'aponévrose gênait la flexion de la jambe sur la cuisse, et tirait le pied en dehors en relevant son bord externe. Dans la marche, pour suppléer à la flexion de la cuisse sur le bassin, qui raccourcit le membre, la malade élevait légèrement le bassin du côté malade, et l'on sentait pendant cet effort le glissement de la tête du fémur qui se portait en avant et en haut dans la cavité cotyloïde. Dans la flexion normale de la cuisse sur le bassin, la tête glisse dans la partie postérieure et profonde de l'acétabulum, et par ce déplacement produit une diminution de longueur dans le fémur. Ce mouvement étant impossible, puisqu'il n'est que le résultat de la flexion complète, la tête du fémur se portait en avant de la cavité, faisant effort pour effacer le sourcil supérieur et pour agrandir l'espace de bas en haut. Cet effet était d'autant plus marqué, que la contracture de l'aponévrose rendait la flexion de la jambe sur la cuisse aussi très incomplète.

Les mouvements prolongés de flexion et d'extension avaient produit une amélioration bien marquée; la flexion se faisait beaucoup plus facilement à la fin du traitement, mais le mal n'était point guéri. Dans les affections anciennes où il y a altération dans la structure des tissus, un traitement de 30 à 40 jours ne peut produire que des résultats insignifiants; le traitement devrait commencer par la section du muscle extenseur et de l'aponévrose crurale. L'atrophie musculaire, si marquée dans tout le membre pelvien malade, surtout chez une dame très jeune encore, devait être aussi le résultat de la coarctation de cette membrane, qui comprimait douloureusement la cuisse et devait produire l'atrophie musculaire.

Aux médecins qui voudraient voir dans cette observation une arthrite chronique, je leur répondrai qu'il n'y avait jamais eu de douleur dans l'articulation cotyloïde; que, la malade étant couchée, la pression même violente et brusque ne déterminait aucune sensation douloureuse dans l'articulation.

L'observation que je viens de citer est l'exception; la règle est, comme je l'ai dit, le raccourcissement apparent du membre. C'est dans ces cas que les mouvements fonctionnels et les grandes sudations m'ont rendu les plus grands services. Une seule fois, chez une malade, les mouvements un peu trop prolongés ont été suivis pendant quelques jours d'une aggravation dans les douleurs, et j'ai craint un instant d'avoir affaire à une arthrite chronique qui allait passer à l'état aigu; mais ces craintes se sont dissipées promptement, et une amélioration n'a point tardé à se dessiner. Somme toute, le résultat a toujours été une diminution dans la raideur, moins de douleur dans les mouvements, et une diminution plus ou moins marquée dans le raccourcissement. Une fois le raccourcissement a complètement disparu. Voici cette observation : En 1850, je fus consulté par une femme de la campagne des environs de Villefranche. Cette femme, âgée de 50

ans, d'une constitution forte, d'un tempérament sanguin, venait à Bourbon-Lancy pour une maladie de la
hanche (côté gauche) qui s'était déclarée dans un effort
pour sauter un fossé ; il y a quelques années de cet
accident. Depuis, les douleurs ont légèrement aug-
menté, mais lentement; jamais elle n'a gardé le lit ;
les mouvements sont devenus difficiles, elle boîte, et
marche en s'appuyant sur un bâton. A son arrivée,
j'examine cette femme : le membre gauche est raccourci, la cuisse est portée en dedans par un mouvement prononcé de rotation et d'adduction ; le pied est
aussi porté en dedans ; les mouvements sont fort difficiles, les muscles étant raidis et contractés ; en appuyant le pied sur le sol, elle n'éprouve jamais de douleur; lorsqu'on frappe brusquement sur la plante du pied,
elle ne ressent rien dans l'articulation. La malade étant
couchée, j'évalue le raccourcissement à sept centimètres
environ ; mais il est impossible de mettre le bassin sur
le même plan, et de bien déterminer la distance du trochanter à l'épine iliaque antérieure et supérieure. Je
diagnostique une luxation dans la fosse iliaque. Les
grands mouvements communiqués sont recommandés,
afin de diminuer la raideur du membre, de faire
cesser les douleurs qui les accompagnent, et de polir la
nouvelle cavité supposée. Les mouvements furent exé-
cutés avec beaucoup d'étendue et de persistance ; le
traitement thermal produisit des sudations très abon-
dantes. La malade allait infiniment mieux, boitait à
peine à la fin de son traitement, mais elle se plaignait
d'être affaiblie par ces grandes transpirations. La veille
de son départ, j'examinai de nouveau cette malade,
suivant mon habitude ; je fus étonné de pouvoir mettre
le bassin sur le même plan, de faire exécuter tous les

mouvements au membre malade, et de ne plus trouver sur la longueur qu'un centimètre de différence. Je ne savais que penser de cette observation; alors je n'avais point encore assisté aux démonstrations cliniques sur le mécanisme des raccourcissements. Ne croyant pas à la réduction de cette luxation, je ne savais comment expliquer cette observation. Je n'ai pu avoir des nouvelles de cette femme, malgré mes démarches. Cette ignorance du résultat définitif est malheureusement trop fréquente; elle sera toujours d'autant plus difficile à faire cesser, que beaucoup de malades ne retournent plus visiter le médecin qui les avait envoyés aux eaux.

Là se termine la première partie de mon travail, dans laquelle je me suis proposé d'examiner d'abord l'action de l'électricité par induction dans les diverses formes de la paralysie: je l'ai employée concurremment et en même temps que le traitement thermal, pour réveiller et modifier l'excitation nerveuse. J'ai examiné, secondement, l'utilité des mouvements fonctionnels pour rétablir le jeu des articulations, polir leurs surfaces, rendre aux muscles leur élasticité, et, dans certaines arthrites chroniques, pour éviter l'altération des cartilages que détermine souvent la trop longue immobilité des articulations. J'ai réuni l'action de ces deux moyens thérapeutiques à l'administration de nos eaux, non parce que je doutais de leur puissance, mais parce que je crois que l'hydrologie médicale ne doit négliger aucun agent thérapeutique qui peut lui prêter son secours sans altérer ou diminuer la vertu curative des eaux. Je ne me suis point dissimulé que mes observations n'avaient pas, pour l'expérimentation de l'électricité et des mouvements fonctionnels, la même valeur thérapeutique que les expériences pures, dans lesquelles une médication ou un médicament sont essayés isolément ; mais des expériences nombreuses, exactes, ont déjà été faites sur chacun de ces moyens, et il me semble qu'il y aurait quelque intérêt à les juger unies et combinées à la médication thermale.

Je termine cette notice par quelques observations de redressements des articulations du genou, pratiqués pendant que les malades étaient au bain.

L'idée de mettre à contribution l'action émolliente et relâchante du bain et de la vapeur se présente si naturellement à l'esprit, qu'on doit supposer que ce mode de médication a dû être utilisé ; cependant on ne trouve aucune mention de cette méthode employée comme système de traitement pour obtenir le redressement des difformités articulaires. Il m'a semblé qu'en combinant des appareils de redressement qui agiraient pendant que la partie malade serait immergée dans l'eau, on obtiendrait des résultats aussi prompts qu'heureux en réunissant la puissance de ces deux agents. L'eau minérale saline me paraissait d'autant mieux convenir, que son action relâchante sur nos tissus est si marquée, que quelques praticiens les défendent dans la première période qui suit la consolidation des fractures.

De toutes les difformités articulaires, la plus grave et celle que j'ai le plus souvent observée à Bourbon-Lancy, est celle du genou. Lorsque le membre a été placé dans une position verticale, la jambe étendue sur la cuisse, l'ankylose est bien moins grave ; le malade marche, quoique péniblement. Lorsque l'ankylose n'est pas très ancienne et qu'il n'existe plus aucune trace d'irritation dans l'articulation, je pense, d'après quelques essais, qu'on pourrait rétablir les mouvements d'une demi-flexion. Voici de quelle manière j'ai opéré dans une affection de ce genre : le malade étant couché dans sa baignoire, le membre pelvien était solidement fixé sur un support placé à la partie inférieure de la cuisse, pendant qu'un poids était attaché au pied malade; alors, pour favoriser la puissance du poids, on communiquait quelques mouvements de soulèvement, puis le pied retombait entraîné par la pesanteur du corps étranger. Ces effets peu douloureux, à la fin du bain surtout, agissaient avec une grande puissance pour forcer la flexion de la jambe. Après quelques jours d'essais, la main, appliquée sur le genou, reconnaissait un peu moins d'immobilité dans l'articulation; malheureusement, ce qui arrive souvent dans les eaux minérales, le malade, par des circonstances particulières, ne put continuer le traitement. Lorsqu'un fait semblable se présentera, je me propose bien d'essayer le rétablissement d'une légère flexion.

Quand l'articulation du genou est saillante, que la jambe est pliée sur la cuisse, il faut la ramener à la rectitude, à moins que des adhérences osseuses n'en rendent le redressement impossible. Si la flexion est considérable, que les tendons des fléchisseurs de la cuisse soient fortement contracturés, et qu'il existe des adhérences très résistantes, la section des tendons et la rupture de l'ankylose pendant l'éthérisation sont les deux premières indications à remplir.

Le premier malade sur lequel j'ai tenté mes moyens de redressement était dans ce cas. Redoutant beaucoup une opération, il était venu aux eaux de Bourbon afin d'obtenir une amélioration dans son état; il faut ajouter qu'à cette époque (1848) les heureux résultats de la

ténotomie et de la rupture de l'ankylose étaient encore
contestés. Quoique cette observation ne puisse donc
être citée comme un redressement obtenu par la
méthode que j'indique, le malade ayant été opéré
plus tard et avec un succès complet par le professeur
Bonnet, cependant je le rapporterai brièvement comme
un exemple de ce qu'on peut espérer. Un demi-résultat
dans un cas extrême prouve plus en faveur d'une médication, qu'un résultat complet dans les déformations légères.

En 1848, M. B., âgé de quarante ans, d'une forte
constitution, d'un tempérament très sanguin, arrive à
Bourbon la jambe à peu près fléchie à angle droit sur
la cuisse. Cette déformation est survenue, depuis qua-
torze mois, à la suite d'un rhumatisme articulaire très
aigu. Il ne reste plus aucune douleur; le genou a son
volume normal, les tendons des fléchisseurs sont raides
et contractés; les efforts de redressement produisent à
peine une diminution dans la flexion du membre, qui
revient immédiatement sur lui-même. Il est impossible
de ne pas reconnaître des adhérences dans l'articulation.
La compression continue eût été impossible, j'essayai la
compression intermittente à l'aide d'un appareil en
tôle moulé sur la forme du membre; à la partie moyenne
correspondante au genou, je pratiquai la compression
à l'aide d'une vis de pression, et l'extension à l'aide
d'un ressort en pince fixé à la partie inférieure de l'ins-
trument; le pied était tiré en même temps que le genou
était comprimé. Cette manœuvre trop pénible était sup-
portée peu de temps, et ne donnait aucun résultat.
Ayant remarqué qu'à la suite du bain la flexion était
moins résistante et moins douloureuse, je me décidai à
employer l'appareil pendant le bain; une serviette, fixée

à une barre transversale appuyée sur les deux rebords
de la baignoire, soutenait facilement l'appareil. Dès les
premiers bains je fus frappé de l'action plus énergique
et bien moins pénible de la machine; les bains n'étaient
que d'une heure et demie, le caractère un peu impatient
du malade ne voulant pas se prêter à des bains plus
longuement prolongés. J'employai aussi chez ce malade,
mais avec moins de succès, la vapeur des eaux de Bourbon-Lancy. Ainsi, le membre était placé dans une boîte
où arrivait la vapeur, le pied était soutenu par une serviette placée sous le calcanéum, pendant qu'une autre
serviette placée sur le genou tendait à le redresser par
le poids qui était fixé à l'extrémité de cette espèce de
lacs. Le malade prit vingt-sept bains avec la machine à
compression; le redressement marcha avec rapidité. La
vis de pression , qui les premiers jours comprimait avec
les premiers tours , fut bientôt insuffisante; malgré ses
douze centimètres de hauteur, je fus obligé de la remplacer par une autre de vingt-cinq centimètres et de
doubler le volume du coussin qui appuyait sur le genou.
Lorsque la pression cessait, le membre revenait, mais
très légèrement, à sa position première. J'aurais dû,
comme je l'ai fait plus tard, fixer le membre pendant la
nuit au moins dans une gouttière. Les deux tiers du redressement étaient obtenus, et cependant les tendons
des fléchisseurs n'étaient pas plus raides qu'à l'arrivée
du malade, ce qui prouve qu'ils avaient cédé également.
Pendant tout le traitement, pas le moindre signe d'irritation ne se manifesta dans l'articulation.

Comme ce qui restait à faire pour obtenir un redressement complet, si toutefois il eût été possible sans la
section des tendons, eût demandé beaucoup plus de
temps et eût présenté plus de difficultés, et que, du

reste; la section sous-cutanée des tendons et la rupture de l'ankylose pendant l'éthérisation sont accompagnées de si peu d'accidents, la méthode de redressement que je propose me paraît devoir être réservée
dans les déformations beaucoup moins prononcées, et
pour lesquelles le traitement thermal seul est insuffi-
sant.

Très souvent les malades arrivent aux eaux avec des
déformations de l'articulation du genou légères en apparence, mais très fâcheuses ; quelquefois même les
malades ne souffrent plus, souvent les mouvements de
flexion sont complets, mais l'extension normale est
impossible; ils marchent sur la pointe du pied, le talon
du membre malade étant relevé : cette démarche est
non-seulement désagréable et permet difficilement de
longues courses, mais elle a de plus l'inconvénient
immense d'augmenter progressivement. Le fémur ne
portant plus d'aplomb sur le tibia, tend sans cesse à
glisser sur cette espèce de plan incliné et à tirailler les
ligaments rotuliens et articulaires.

Dans les cas de rhumatismes articulaires avec saillie
modérée du genou, j'ai toujours obtenu le redressement
complet. J'ai réussi également dans un cas d'une
flexion très prononcée de la jambe, déterminée par de
larges et nombreuses cicatrices, suite de plusieurs ou-
vertures d'un abcès profond situé dans le creux poplité.
Des adhérences très fortes confondaient les parties su-
perficielles avec la masse des fléchisseurs ; le genou et
les parties voisines étaient encore engorgés et douloureux, le malade marchait avec deux béquilles, on constatait une différence de 20 centimètres entre les deux
membres mesurés au talon; une plus forte extension
était très pénible et impossible. Après 36 jours de trai-

tement, ce cultivateur, des environs de Decize, est parti
complètement guéri ; l'extension était aussi entière
dans l'une que dans l'autre articulation. Ce redressement a été accompagné de douleurs assez vives pendant
les efforts, mais qui cessaient immédiatement.

Il me reste deux autres cas assez graves de saillie du
genou déterminés par l'inflammation des fibro-car-
tilages de cette articulation, et contre lesquels j'ai employé avec succès la combinaison des mouvements
fonctionnels et des efforts de redressement pendant le
traitement thermal. Lorsque ces observations seront
complètes, j'aurai sans doute l'occasion de les citer. J'ai
pu surtout constater que, lorsque la période aiguë est
terminée, ces tentatives de mouvements et de redressement n'avaient jamais déterminé la plus légère recrudescence dans les symptômes ; qu'ils avaient, au
contraire, une influence heureuse sur la cicatrisation
des abcès et sur la diminution de l'engorgement des
parties profondes. Je dois ajouter, pour être mieux
compris, que dans les circonstances graves je ne per-
mets jamais aux malades de s'appuyer sur le membre
souffrant, et que les moyens de redressement sont
pratiqués avec autant de prudence que de ménage-
ment.

Voici, du reste, le traitement que je fais suivre pour
le redressement du genou. Lorsque les efforts doivent
être modérés, je n'ai plus recours à l'appareil dont j'ai
parlé plus haut.

Le malade étant couché dans sa baignoire (et celles
de Bourbon-Lancy, espèces de petites piscines, sont ad-
mirablement bien construites pour cela), le pied est
fixé d'une manière solide par un lacs qui se termine à
une barre de bois appuyée sur les rebords de la bai-

gnoire : cette position seule lasse légèrement les muscles et les tendons, et prépare déjà au redressement ; je fais ensuite placer une serviette pliée en cravate large et embrassant tout le genou ; à l'extrémité de cette serviette est suspendu un poids dont on augmente chaque jour le volume ; je fais opérer aussi quelques mouvements de soulèvement du genou et du corps étranger. Alors le genou se redresse, pour être ensuite plus fortement étendu par l'augmentation du poids déterminée par la chute. Il y a là combinaison des mouvements et des efforts de redressement ; il y a dans cette combinaison imitation du procédé des docteurs Palasciano et Bonnet, qui, pour détruire la flexion, commencent par couper le tendon des extenseurs, afin d'augmenter d'abord la flexion pour la détruire plus facilement ensuite. Le malade reçoit aussi la douche le pied solidement fixé, afin d'arriver au redressement par le poids de la colonne du liquide.

Lorsque le malade est reporté tout en transpiration dans son lit, je fais augmenter et entretenir cette moiteur autour de l'articulation malade, le genou étant comprimé. C'est dans ce moment que j'emploie les efforts manuels pour vaincre les résistances trop fortes.

Dans le courant de la journée, je fais exécuter des mouvements comme dans les raideurs articulaires.

Enfin, le soir, le membre est placé dans une goutière faite avec le bandage amidonné de Seutin, rendu très solide par des rubans de fer. Pendant l'application de ce bandage et pendant qu'il sèche, j'ai soin de comprimer fortement le genou et de faire tirer le pied, afin d'effacer autant que possible l'état de flexion. Depuis que j'emploie cette gouttière, je ne trouve plus le membre contracté le matin, les malades dorment

-mieux, ils n'éprouvent plus ces contractions muscu-
-laires spasmodiques souvent si douloureuses, ils ne
prennent plus de fausse position ; et on ne perd pas la
nuit l'allongement obtenu pendant le traitement du
jour. C'est aussi le meilleur moyen pour bien juger du
succès de la médication. Plus la guérison marche vite,
plus souvent le bandage a besoin d'être renouvelé.

Ces moyens de redressement me paraissent appelés
à jouer un rôle important dans la thérapeutique hydro-
logique ; mais ils ne rendront tous les services qu'on
est en droit de leur demander que lorsqu'ils seront ap-
pliqués dans les piscines où les malades, prenant leurs
bains en commun, peuvent en augmenter la durée autant que le médecin le juge convenable. Rien de plus
facile, aussi, à exécuter que les divers appareils néces-
saires pour produire dans les piscines le double effet
de mouvement et de redressement.

FIN.

www.ingramcontent.com/pod-product-compliance
Lightning Source LLC
Chambersburg PA
CBHW071410200326
41520CB00014B/3369